ANILIN-FARBSTOFFE ALS ANTISEPTICA

UND

IHRE ANWENDUNG IN DER PRAXIS

VON

Dr. J. STILLING
PROFESSOR AN DER UNIVERSITÄT STRASSBURG.

ERSTE MITTHEILUNG.

ZWEITE AUFLAGE.

STRASSBURG
VERLAG VON KARL J. TRÜBNER
1890.

Vorwort.

Der Inhalt der folgenden Blätter scheint mir zu den Dingen gerechnet werden zu müssen, welche gewissermassen in der Luft liegen. Dies beweist nicht nur die in meiner Arbeit citirte Veröffentlichung von Penzoldt, sondern auch die anderer Autoren, welche letzteren die Frage, wenn auch nur ganz obenhin, gestreift haben; es geht daraus hervor, dass man sich mit den Anilinfarbstoffen und ihrer Brauchbarkeit für medicinische Zwecke zu beschäftigen beginnt. Die vorliegende Arbeit ist jedoch die erste, die sich systematisch mit dem Gegenstande zu befassen versucht. Sie ist schon seit längerer Zeit vollendet, allein wegen der fabrikmässigen Herstellung der für die Praxis geeigneten pharmazeutischen Präparate und der zahlreichen damit zusammenhängenden Fragen hat ihre Publikation nicht eher erfolgen können.

Es ist mir eine angenehme Pflicht, dem Director des hiesigen botanischen Institutes, in welchem ich die nothwendigen theoretischen Untersuchungen ausgeführt habe, Herrn Professor Graf zu Solms-Laubach, für die grosse Freundlichkeit, mit der er mir Alles, dessen ich für meine Arbeiten bedurfte, zur Verfügung stellte, meinen herzlichen Dank auszusprechen.

Strassburg, im März 1890.

Trotz der gewaltigen theoretischen Veränderung, welche die moderne Bacteriologie in allen medicinischen Disciplinen hervorgebracht hat, hat sie in praktischer Hinsicht bis jetzt nur wenig geleistet. Die Antisepsis bei chirurgischen Operationen war schon vor Koch durch Lister eingeführt, und wenn sie an rein theoretischem Verständniss gewonnen hat, hat sie praktisch doch keine grossen Fortschritte aufzuweisen. Denn nicht einmal die Einführung des Sublimats in die operative Praxis kann als ein solcher bezeichnet werden, da bekanntlich die Chirurgen dabei eine Menge Todesfälle beklagt haben.

Sucht daher selbst die rein operative Chirurgie trotz aller bacteriologischen Kenntnisse über die Eitererreger noch immer nach einem Mittel, von welchem in erster Linie nur die Sterilisation des Operationsterrains verlangt wird, so hat sie bis jetzt noch weniger ein Mittel gefunden, welches eine bereits bestehende eitrige Entzündung zurückzubringen im Stande wäre. Das Beste, was in dieser Beziehung geleistet worden ist, besteht eigentlich in der galvanokaustischen Behandlung der Hornhautgeschwüre, gehört also einem sehr kleinen Gebiete an.

Die Frage, warum unsere bisherigen Antiseptica bei einmal ausgebrochener eitriger Entzündung gänzlich oder beinahe ganz unwirksam sind, dürfte nicht schwer zu beantworten sein. Es sind meist differente Stoffe, die giftig auf den menschlichen Organismus wirken und dabei auf inficirten Wundflächen doch nicht überall hingelangen, wohin sie gelangen sollten, indem sie zum Theil nicht genug diffusibel sind, zum Theil leicht Niederschläge bilden.

Ein wirklich antiseptisches und eiterzerstörendes Mittel muss die Eiterbacterien in einer Concentration zu tödten im Stande sein, die dem Organismus unschädlich ist. Es muss dabei doch sehr stark diffusionsfähig sein, erstens um überall hinzugelangen, wo auf einer Wundfläche Eitercoccen sich befinden, zweitens um leicht durch die Schleimmembran der Mikroorganismen dringen zu können, und endlich diese letzteren auch da zu zerstören wo sie in Schwärmen vorkommen. Ein nicht stark diffundirendes Mittel kann wohl die die Hülle eines solchen Schwarmes bildenden Coccen tödten, allein diese können dann für die im Kern der Masse befindlichen einen Schutzwall bilden, die abgetödteten stossen sich ab, die übrigen bilden neue Culturen.

Gewisse Anilinfarbstoffe, in erster Linie die violetten Farben, besitzen alle Eigenschaften, die man von einem wirklich guten Antisepticum, das nicht nur Infectionen verhindert, sondern dem auch die Aufgabe zufallen muss, bereits bestehende Eiterungen erfolgreich zu bekämpfen, verlangen kann. Es ist eine dem Botaniker wohl bekannte Thatsache, dass Bacterien, Bacillen und Coccen jeder Art schliesslich getödtet werden, sobald ein Anilinfarbstoff auf dem

Wege der Diffusion die Schleimmembran durchdrungen und das Protoplasma intensiv gefärbt hat. Fast alle uns bisher bekannten pathogenen Mikroorganismen, in erster Linie Milzbrandbacillen und Eitercoccen, speichern, wie grössere Pflanzen, solche Farbstoffe leicht auf und erliegen ihrer giftigen Wirkung. Milzbrandbacillen, Eitercoccen u. s. f. saugen, wie man unter dem Mikroskope jeder Zeit mit Leichtigkeit beobachten kann, die Farbe wie ein Schwamm auf, man sieht die Bacterien bereits tief gefärbt, ehe man in dem Gesichtsfelde die Färbeflüssigkeit wahrnimmt, mit der intensiven Färbung hört auch sofort eine jede Schwärmbewegung auf, die Zelle geht zu Grunde. Sollte das, was so leicht in der Cultur oder auf dem Objectträger zu bewerkstelligen ist, die lebenden pathogenen Organismen binnen ganz kurzer Zeit zu tödten, nicht auch am lebenden thierischen und menschlichen Organismus möglich sein?

Ich habe den Versuch gemacht, diesen Gedanken*) auszuführen, der mich schon seit einigen Jahren beschäftigt hat, und zu welchem ich durch den Wunsch gelangt war, ein wirksames Mittel gegen die deletären Entzündungen der Conjunctiva, die Blenorrhoea neonatorum und die Diphtheritis ausfindig zu machen.

---

*) Im Archiv für experimentelle Pathologie und Pharmakologie von Naunyn und Schmiedeberg, Januarheft d. J., findet sich eine Mittheilung von Penzoldt, «Ueber die antiseptische Wirkung einiger Anilinfarbstoffe», auf welche ich lange nach Fertigstellung meiner Untersuchungen aufmerksam geworden bin. Penzoldt hat durch Dr. Beckh in Nürnberg Versuche über die antibacterielle Wirkung der Anilinfarbstoffe anstellen lassen, sagt jedoch, es liesse sich von vorneherein nicht erwarten, dass mit diesen Stoffen viel zu machen sei.

1. Botanische und bacteriologische Versuche.

(In Gemeinschaft mit Dr. J. Wortmann ausgeführt.)

Es zeigte sich schon bei einigen vorläufigen Versuchen, dass vor allem die violetten*) Farben in hohem Grade die Entwicklung von Bacterien verhindern müssen. Kleister aus Waizenmehl und einer 2 pro Mille Methylviolettlösung hergestellt wird nicht sauer, so lange man ihn auch stehen lässt; Milch mit Methylviolett versetzt, wird ebenfalls nicht sauer, erst später siedeln sich auf der Fettdecke Schimmelpilze an, auch Butter und Schweinefett mit Methylviolett versetzt werden nicht ranzig.

Wenn man eine Substanz auf etwaige antiseptische Eigenschaften prüfen will, so wählt man um systematisch zu verfahren am Besten für die Versuche Schimmelpilze und Fäulnissbacterien. Denn diese sind viel resistenter als pathogene Mikroorganismen. Die letzteren bedürfen bestimmter Bedingungen um sich entwickeln zu können, besonderer Nährmedien, sie sind eben speciell angepasst, während die ersteren so ziemlich unter allen nur halbwegs günstigen Bedingungen, auf jedem nur einigermassen geeigneten Nährsubstrat, wachsen und durchaus nicht speciell angepasst zu sein brauchen. Wirkt daher ein Mittel hemmend auf ihre Entwicklung ein,

*) Ich will im Folgenden der Kürze halber für die ganze Gruppe der violett färbenden Anilinfarbstoffe den Ausdruck Methylviolett gebrauchen. Wissenschaftlich besagt dieser Ausdruck natürlich nichts, und kann auch keinen bestimmten Körper bezeichnen.

so ist damit schon fast die Gewissheit gegeben dass auch pathogene Bacterien diesem Mittel keinen Widerstand leisten können.

Von allen Schimmelpilzen zeigte sich für unsere Versuche am geeignetsten der Mucor stolonifer, wegen seines ausserordentlich raschen Wachsthums und seiner grossen Resistenz. Es wurden mit diesem Pilze vergleichende Versuche in der Art gemacht, dass er auf Brödchen ausgesäet wurde, die zum Theil mit einer Lösung von Methylviolett von 1 auf 500 bis 1 auf 1000, zum Theil nur mit Wasser durchfeuchtet waren. Während er auf den letzteren in 24 Stunden bereits völlig und sehr üppig entwickelt war, und sich schon zur Fructification anschickte, wurde auf den mit dem Farbstoff behandelten Brödchen ein jegliches Wachsthum verhindert, und selbst nach 14 Tagen zeigten diese Brödchen noch keine Spur von Mycel. Dies gilt nicht nur für absichtlich gemachte Aussaaten, sondern auch für die spontane Infection. Weiterhin wurden Versuche in der Art gemacht, dass nicht nur von Mucor stolonifer, sondern auch von Phycomyces nitens und Penicillium glaucum auf Zucker-Fleischextractgelatine, welche streifen- und fleckweise mit einer halbprocentigen Lösung von Methylviolett bepinselt war, Culturen gemacht wurden. Sobald das in der normalen Gelatine sich üppig entwickelnde und kräftig wachsende Mycelium, sich centrifugal ausbreitend, an diese bepinselten Stellen gelangt, macht es Halt und die Weiterentwicklung der Pilze ist gehemmt. Dieser Versuch ist ganz besonders instructiv und zur überzeugenden Demonstration geeignet.

Um solche Verhältnisse herzustellen, wie sie denen im lebenden Organismus bei Anwendung eines antiseptischen

Mittels ähnlicher sind, wurden weiter Culturen in Fleischextract-Zuckerlösung gemacht.

Zunächst wurden Lösungen von Methylviolett verschiedener Concentration, mit Zucker und Fleischextract versetzt, in offenen Bechergläsern bei gewöhnlicher Zimmertemperatur der spontanen Infection überlassen. Es wurden Lösungen von 1:1000, 1:2000, 1:3000, ausserdem als Controlcultur eine gewöhnliche Zucker-Fleischextractlösung angesetzt. Nach vier Tagen zeigten sich auf letzterer schon starke Culturen von Penicillium, die Farbstofflösungen aber waren gänzlich unverändert. Sie wurden nunmehr künstlich mit Sporen von Penicillium besäet und ausserdem noch weitere Zucker-Fleischextractculturen mit schwächeren Lösungen von Methylviolett angesetzt, nämlich 0,17 pro Mille, 0,08—0,04—0,02—0,01—0,005—0,0025 pro Mille und alle diese Lösungen ebenfalls mit Penicilliumsporen besäet. Die schwach concentrirten Lösungen bis zu 0,04 pro Mille (1 auf 25000) bewachsen normal mit dem Pilze. In der Cultur 0,08 pro Mille (1 auf 12500) sind elf Tage nach der Aussaat auf der Oberfläche kleine höckerige Mycelhaufen (Luftmycel), kaum Mycel in der Flüssigkeit selbst, und noch nichts fructificirend. In der Cultur 0,17 pro Mille ist ein ähnliches Resultat, nur sind hier die Mycelhäufchen noch spärlicher und viel kleiner, ebenfalls ohne Fructification, die drei andern Culturen sind ganz pilzfrei geblieben.

Um Verhältnisse herzustellen, die denen im lebenden Organismus noch ähnlicher sind, wurden Versuche mit Fäulnissbacterien folgendermassen angestellt:

Es wurden Lösungen von Methylviolett in Concentrationen von 1 auf 1000 bis 1 auf 64000 hergestellt und zu je 60 cbcm.

in kleine Kölbchen gegossen. In jedes dieser Kölbchen wurde ein Stückchen rohes Rindfleisch gelegt, das Kölbchen mit Watte verschlossen, und endlich Alles bei 25 Grad C. in den Thermostaten gebracht, um der eventuellen spontanen Fäulniss überlassen zu werden. Es wurden eine grosse Anzahl Methylviolette und andere Farbstoffe geprüft, indem täglich — jedesmal nach 24 Stunden — jede Cultur mikroskopisch auf Fäulnissbacterien untersucht wurde, dies wurde fünf Tage lang fortgesetzt. Das Controlglas, zur selben Zeit mit Wasser angesetzt, erwies bereits nach 24 Stunden stinkende Fäulniss.

Am 6. Tage stellte sich heraus, dass bei den Methylviolettlösungen in einigen Fällen selbst in der Lösung 1 auf 4000 keine Fäulniss aufgekommen war, in allen Lösungen von 1 auf 2000 — 1 auf 1000 fand sich überhaupt gar nichts.

1 auf 64000 ergab in einigen Fällen schon nach 24 Stunden beginnende Fäulniss, nach 3 mal 24 Stunden zeigten sich auch die Lösungen 1 auf 80000, in einigen Fällen auch die von 1 auf 4000 mit Bacterien mässig besiedelt, die Bacterien aber zum Theil blau gefärbt, so dass sie selbst hier ganz offenbar in der Entwicklung und im Wachsthum kräftig gehemmt werden.

Methylviolett in einer Concentration von 1 auf 30000 wirkt also bereits entwicklungshemmend auf Fäulnissbacterien.

Da Fäulnissbacterien, wie schon oben betont wurde, die resistentesten gegen antiseptische Mittel sind, so war anzunehmen, dass pathogene, in spezie Eiterbacterien noch weniger resistent gegen das Methylviolett sein werden.

Diese Annahme wurde durch directe Versuche mit Eitercoccen (Staphylococcus pyogenes aureus etc.) bestätigt. Agarculturen, mit einer Lösung von 1 auf 64000 begossen und im Wärmekasten etwa 5 Stunden in Berührung gelassen, färben sich intensiv und sind abgestorben, denn sie wachsen hernach selbst nach tagelangem Verweilen im Wärmekasten nicht weiter.

Es geht demnach aus allen diesen Versuchen hervor, dass zunächst vom rein botanischen Standpunkte aus die violetten Anilinfarben Mittel sind, welche schon bei schwacher Concentration in sehr ausgeprägter Weise hemmend auf Entwicklung und Wachsthum von Bacterien wirken, in etwas stärkerer Concentration, 1 : 2000 bis 1 : 1000, überhaupt keine Bacterien mehr aufkommen lassen, bereits vorhandene Bacterien aber sicher tödten.

Ausser den violetten Farben wurde zugleich noch eine andere Zahl von Anilinfarbstoffen in dieser Richtung geprüft, wie Fuchsin, Methylenblau, Rhodamin, Vesuvin und viele andere. Dieselben erwiesen sich jedoch den ersteren in keiner Hinsicht ebenbürtig. Nur eine geprüfte, von der Fabrik als Aethylviolett bezeichnete, Substanz übertraf sie noch, allein der Anwendung derselben stehen andere später zu erwähnende Umstände entgegen.

Als die besten Stoffe, die bei diesen Untersuchungen ausser den violetten Farben gefunden wurden, erwiesen sich bestimmte Auramine, von denen eines in Lösungen von 1 : 4000 bis 1 : 1000 im Wärmekasten 4 Tage lang Bacterien abhielt.

Es soll im Anschluss an die Fäulnissversuche nachträglich noch erwähnt werden, dass frischer filtrirter Harn in Lösungen von Methylviolett 1 : 1000 bis 1 : 32000, bei 25 Grad C. 6 Tage lang im Wärmekasten gelassen, keinerlei Bacterien zeigte.

Es war auch von Wichtigkeit, die Frage zu beantworten, ob die Anilinfarben Einfluss haben auf die von Bacterien bekanntlich in besonders hohem Maasse producirten Enzyme. Es wurde zu diesem Zwecke das nächstliegende der Enzyme, das diastatische Ferment des gekeimten Malzes, daraufhin untersucht; bekanntlich sind auch Bacterien im Stande, diastatische Enzyme zu produciren. Es wurde ein starker wässeriger Malzauszug hergestellt und derselbe mit Methylviolett versetzt, sodass Lösungen in dem Verhältniss 1 Methylviolett, 1000 Wasser, 1 : 2000, 1 : 4000, 1 : 8000, 1 : 16000, 1 : 32000 erhalten wurden. Diese Lösungen wurden mit etwas fester Waizenstärke beschickt. Als Controlglas diente gewöhnlicher normaler Malzauszug, ebenfalls mit fester Waizenstärke beschickt. Von allen Proben wurden 120 Cbcm. genommen, die Proben verweilten im Wärmschrank bei 25° G. C.

Nach 24 Stunden hatte sich folgendes Resultat herausgestellt: In der Controlprobe zeigten sich, wie vorauszusehen war, die Stärkekörner in sehr weit vorgeschrittenem Stadium der Corrosion, es waren sehr viel Bacterien vorhanden.

In den Proben 1 : 32000, 1 : 16000 machte sich keine bemerkbare Abnahme der diastatischen Wirkung geltend. In der Probeflüssigkeit 1 : 8000 zeigte sich eine etwas geringere Wirkung, ebenso in 1 : 4000. Auffallende Retardation der diastatischen Wirkung war zu bemerken in den beiden Proben 1 : 2000 und 1 : 1000. Hier zeigten sich die Stärkekörner tief violett gefärbt, nur einzelne davon zeigten den Beginn der Corrosion, kleine radiäre Canälchen, in keiner dieser beiden Proben waren Bacterien vorhanden. Nach weiteren 24 Stunden zeigte sich in allen Proben ein entsprechender Fortschritt in der Corrosion, nur in denen 1 : 2000 und 1 : 1000 konnte kein Fortschritt bemerkt werden, diese Proben waren auch jetzt noch bacterienfrei.

Es resultirt also aus diesen Versuchen das bemerkenswerthe Resultat, dass die Anilinfarbstoffe auch im Stande sind, eine rein enzymatische Wirkung schon in relativ schwachen Lösungen ganz merklich zu hemmen. In genügend stärkeren Lösungen müssen sie sicher auf die Enzyme vernichtend wirken.

Von der grossen Zahl von Stoffen, die ausser den erwähnten noch geprüft worden sind, eigneten sich auch solche, die eine antibacterielle Wirkung erkennen liessen, die befriedigend gewesen wäre, doch aus anderen Gründen nicht zu dem Zwecke, der hier zu verfolgen ist, z. B. wegen schwerer Löslichkeit in Wasser, allmählich sich einstellender Trübungen, Zersetzungen und dergleichen.

2. Thierversuche.

Da meine ursprünglichen Zwecke rein augenärztliche waren, habe ich zunächst die Wirkung des Methylvioletts auf das Kaninchenauge untersucht, wozu man selbstverständlich am Besten albinotische Thiere nimmt. Bringt man die Substanz in tief gefärbten Lösungen von 1 pro Mille an in das Auge, so färbt sich die Conjunctiva und die Sclera sehr intensiv, deutlich färbt sich ferner die Iris. Dagegen passirt der Stoff die normale Cornea, ohne sie irgendwie sichtbar zu färben, verletzt man aber vorher mit einer Lanze das Epithel ein wenig, so färbt sich die Cornea sehr intensiv. Am anderen Tage ist von der Färbung nichts mehr zu bemerken.

Streut man Methylviolett in Substanz in den Conjunctivalsack, so färbt sich alles sehr tief, und hier und da schlägt sich die Substanz auf Conjunctiva und auch Cornea mit metallischem Glanze nieder. In den nächsten Tagen stösst sich das Epithel in grossen Schollen ab, die unter dem Mikroskop eine auffallend starke fettige Degeneration zeigen, fast ein Bild wie das bei Phosphorniere, dabei sind diese Schollen wie der ganze Conjunctivalsack vollständig bacterienfrei. Die Erscheinungen der Färbung sind auf anderen Schleimhäuten ebenso. — Eine eigenthümliche Wirkung des Methylvioletts beim Menschen in vielen Fällen besteht in einer starken Erweiterung der Pupille ohne jede Lähmung der Accomodation.

Subcutan kann man bei Kaninchen und Meerschweinchen sehr grosse Mengen, bei Kaninchen 20 Cbcm. einer 1 pro Mille Lösung und mehr einspritzen, ohne dass es dem Thier irgend etwas schadet. Anders ist es bei Injectionen in die Peritonealhöhle. Allerdings werden auch hier relativ grosse Mengen, 10 Cbcm., ohne krankhafte Erscheinungen vertragen, spritzt man aber sehr grosse Mengen ein, so geht das Thier zu Grunde. Bei der Section findet man den gesammten Inhalt des Abdomen, Darm, Leber, Niere, intensiv blau gefärbt. Das Blut hat seine normale Farbe, und zeigt besonders die mikroskopische Untersuchung, dass innerhalb der ganz intensiv blau gefärbten Unterleibsorgane die Blutgefässe ganz normal geblieben sind.

Ganz besonders schön tritt dieses merkwürdige Verhalten in der Niere hervor. Die gewundenen Harnkanälchen der

Rinde sind so intensiv blau gefärbt, wie man dies kaum bei der noch so sorgfältig ausgeführten Injection vom Urether aus bekommen kann, dazwischen liegen aber die Corpora Malpighiana ganz normal roth und die in ihnen enthaltenen rothen Blutkörperchen unverändert. Obwohl man sich unter Umständen am lebenden Menschen am Auge überzeugen kann, dass der Stoff in die Blutgefässe diffundirt, geht es offenbar sehr rasch aus denselben heraus wieder in die Gewebe, und bringt im Blute keine Veränderung hervor. Der Tod erfolgt in solchen Fällen wohl durch Färbung und damit Lähmung von wichtigen Nervencentren. Von seröser Exsudation oder gar von Entzündung findet man in solchen Fällen bei der Section keine Spur, die Bauchhöhle ist sogar auffallend trocken.

Kaninchen fressen den Farbstoff, der ihnen auf geschickte Weise mit dem Futter beigebeacht wird, in grossen Mengen, grammweise, ohne jede Störung. Bei der Section eines solchen, am anderen Tage getödteten Thieres, findet man den Darm mässig blau. Intensiv blau sind noch während des Lebens eines mit Methylviolett gefütterten Thieres die Fäces.

Auch in die Lunge kann man Kaninchen recht beträchtliche Mengen injiciren, ohne dass irgend welche Störungen bemerklich sind.

Das Gesagte gilt aber nur von reinen Stoffen. Viele Anilinfarben von sonst sehr antiseptischen Eigenschaften sind mit Arsen verunreinigt, besonders ein sonst sehr brauchbares Aethylviolett. Mit solchen Stoffen kann man bei Versuchsthieren schwere Vergiftungserscheinungen und Tod herbeiführen.

3. Therapeutische Versuche und bisher gemachte Erfahrungen.

Es lag mir am nächsten, Heilversuche zuerst am Auge anzustellen. Ich erzeugte mittelst Impfung von Staphylococcus pyog. aureus an einem Kaninchen eine schwere Hypopyonkeratitis. Bei der Beträuflung mit Methylviolettlösung färbten sich ausser dem Geschwür in seiner ganzen Ausdehnung auch die flockigen Eiteransammlungen in der vorderen Kammer intensiv violett. Der Process war damit coupirt. Noch auffallender waren die Resultate, die ich in meiner Klinik bei der Behandlung von Hornhautgeschwüren hatte. Ein Hornhautgeschwür bei einem scrofulösen Kinde, welches ich über einen Monat lang mit der grössten Sorgfalt mit antiseptischen Mitteln ohne wesentlichen Erfolg behandelt hatte, heilte von einem Tag zum andern nach Einträufelung einiger Tropfen einer Methylviolettlösung, eine frische Hypopyonkeratitis heilte von einem Tag zum folgenden nach gehöriger Sterilisirung des Geschwürs mit einem Anilinstift, ebenso ein schlecht aussehendes Randgeschwür. Schon meine bisherigen Erfahrungen in dieser Beziehung sind zahlreich genug, um das Methylviolett für Hornhautgeschwüre aller Art als ein Mittel zu bezeichnen, welches alle anderen bisher angewandten in jeder Hinsicht hinter sich lässt, und ganz gewiss sehr bald und mit grossem Vortheil selbst die galvanokaustische Behandlung der eiternden Hornhautgeschwüre ersetzen wird.

Ebenso habe ich bei einer weiteren Anzahl von äusseren Augenleiden wie Blepharitis, Conjunctivitis, Phlyctaenen,

Eczemen am Lid, Erfolge von der Anwendung des Methylvioletts und des Auramins gesehen, wie andere bisher gebräuchliche Mittel sie noch nicht geleistet haben.

Aber so auffallend dies auch für's Erste klingt, es sind nicht nur diese gewöhnlichen äusseren Augenleiden und die Hornhautgeschwüre, die der Anilinbehandlung zugänglich sind. Ich habe weitere auffallende Erfolge gesehen:

1. Bei Keratitis parenchymatosa. In ganz kurzer Zeit — bekanntlich dauert die wirkliche Heilung einer Keratitis parenchymatosa in der Regel Monate lang — sah ich die feine ciliare Röthe schwinden, feine Gefässschlingen am Rande der Cornea sich zurückbilden. Mit der Lupe war es bei seitlicher Beleuchtung sehr gut zu sehen, wie das Methylviolett unmittelbar nach der Einträufelung in eben diese Gefässe hineindiffundirte. Die Trübungen in dem Gewebe der Cornea gingen rasch zurück, das Auge wurde wieder klar.

2. Bei Iritis serosa, und zwar bei recht schweren Formen mit starker lange andauernder Scleralinjection und diffusen Glaskörpertrübungen. Im Verlauf von 8 bis 14 Tagen verschwand die Injection, das Auge wurde ganz reizlos, der Glaskörper klärte sich und das Sehvermögen hob sich innerhalb weniger Tage bereits in auffallender Weise.

3. Selbst in einigen Fällen von veralteter Chorioditis disseminata habe ich binnen weniger Tage so auffallende Besserungen in der Sehschärfe, die meinen Patienten noch viel mehr auffielen als mir selbst, der ich die Sache, wie ich versichern kann, so skeptisch wie möglich betrachtete, constatiren müssen, dass ich zu der Annahme gedrängt bin, dass

der Farbstoff durch Diffusion in die Chorioidea gelangt dort pathogene Bacterien in der Entwicklung gehemmt hat. Die Besserungen sind übrigens constant geblieben.

So fremd dies klingen mag, so liegt dennoch die Erklärung auch hier sehr nahe. Die Mikroorganismen, welche Chorioiditis disseminata erzeugen, und dass es solche sind, müssen wir annehmen, sind offenbar nicht so pathogen wie die Eiterbacterien. Die letzteren richten das Auge, wenn sie im Innern sind, binnen weniger Tage zu Grunde, gegen die ersteren wehrt sich das Auge mit Erfolg unter Umständen Jahrzehnte lang, wird gar nicht selten sogar ihrer Meister, wie die seit Albrecht von Graefe bekannten sogenannten getigerten Augenhintergründe, bei denen die Sehschärfe intakt geblieben ist, beweisen. Darüber aber, dass das Anilin leicht durch die Sclera hindurch diffundiren kann, lassen die physiologischen Versuche an der Cornea keinen Zweifel. Wenn man Jemanden, der eine sehr helle Iris hat, einen Tropfen einer Methylviolettlösung in den Conjunctivalsack träufelt, so ist sofort die Iris tief violett gefärbt. Es ist aber gewiss nicht einzusehen, dass der Stoff schwerer durch Sclera in die Chorioidea diffundiren solle, als durch die Cornea in die Iris.

4. Selbst in einem Falle von schwerer sympatischer Ophthalmie habe ich das Mittel mit einem Erfolge angewandt, der, so skeptisch ich gerade in diesem Falle gewesen bin, mir jetzt keinen Zweifel über die Wahrheit dessen, was ich hier mittheile, mehr übrig lässt. Nach Enucleation des verletzten Auges eines 7jährigen Knaben hatte sich dennoch sympatische Affection des anderen Auges und zwar die schwerste Form entwickelt. Unter Erscheinungen von Hirndruck ent-

wickelte sich zuerst eine starke Neuritis, dann diffuse Glaskörpertrübungen, die binnen wenigen Tagen das Sehvermögen bis auf quantitative Lichtempfindung herabsetzten, dann trat Iridocyclitis mit täglich wachsender Pupillarverengerung hinzu. Atropin war, wie gewöhnlich in diesen Fällen, ohne Wirkung. Einen Monat lang wurde der Kleine im Dunkelzimmer mit starken Quecksilbereinreibungen behandelt, ohne jeden Erfolg, im Gegentheil die Pupille verengerte sich immer mehr, es zeigten sich Exsudate im Pupillargebiete und vereinigten sich zu einer den Rest des verengerten Pupillargebietes verschliessenden Membran. Es wurden kaum die Handbewegungen in allernächster Nähe dicht vor dem Auge wahrgenommen. Da ich das Auge für verloren hielt, glaubte ich einen jeden Versuch, noch etwas zu retten, gerechtfertigt und träufelte eine 1 pro Mille Anilinlösung ein. Von dem Augenblicke an stand die Entzündung; das Auge wurde reizlos, das Sehvermögen hebt sich seit beinahe drei Monaten constant und ist jetzt ein ganz erträgliches, es werden grosse Buchstaben erkannt, die die Pupille bedeckende Membran ist in der Mitte durchsichtig geworden und lässt in toto bei Beleuchtung mit dem Augenspiegel den Grund in rother Farbe durchscheinen. Wer den Fall nicht selbst beobachtet hat, mag skeptisch sein, ich bin überzeugt, dass das Auge ohne die Anilinbehandlung, welche die Weiterentwicklung der pathogenen Mikroorganismen in der Iris verhinderte, sicher verloren gewesen wäre; der Erfolg war zu auffallend, zu rasch und zu andauernd, als dass ich ihn als einen rein zufälligen ansehen könnte.

Im Anschluss an diese Fälle will ich noch erwähnen, dass ich bei Versuchsthieren den Stoff ohne Schaden in den

Glaskörper gespritzt habe. Eitrige Panophthalmitis, durch Impfungen erzeugt, wurde durch Anwendung des Stoffes sichtbar aufgehalten, wenn natürlich auch das Auge phtisisch zu Grunde ging.

Durch Zufall bin ich bald nach Beginn meiner therapeutischen Versuche in die Lage gekommen, auch chirurgische Fälle zu behandeln. Der erste Fall war gleich sehr geeignet, um zu zeigen, dass der Anwendung dieses Mittels ein weit grösseres und dankbareres Gebiet offen steht, als das kleine Feld der Augenheilkunde.

Einer meiner Freunde hatte sich durch eine zufällige Infection am grossen Zehen des rechten Fusses eine eitrige Nagelbettentzündung zugezogen. Der behandelnde Arzt hatte ihm schon ein Stück des Nagels herausgeschnitten, aber ohne wesentlichen Erfolg, und hatte ihm eine umfangreichere Operation unter Chloroformnarcose, die Exstirpation des ganzen Nagels, in Aussicht stellen müssen. Der Kranke, der sich vor der Operation fürchtete, liess mich bitten, ihn zu besuchen, eigentlich wohl, um mich mehr um meinen freundschaftlichen Rath zu bitten. Ich fand eine Vereiterung des Nagels am grossen Zehen, die offenbar sehr tief ging, starke Schwellung des Fusses bis an den Knöchel, natürlich Schmerzhaftigkeit und Unvermögen zu gehen. Ich touchirte den eiternden Nagelboden mit einem Anilinstift, und fand bereits am folgenden Morgen eine beträchtliche Besserung, die der Kranke selbst als eine blitzartige bezeichnete. Die Schwellung hatte bedeutend nachgelassen, die Eiterung war beinahe verschwunden. Nur an einer Stelle, da wo die partielle Exstirpation gemacht worden, und die ich aus Aengstlichkeit unberührt gelassen hatte, quoll aus der Tiefe noch etwas Eiter. Durch den

Erfolg kühner gemacht, ging ich nochmals mit dem Anilinstift ganz in die Tiefe des Eiterherdes hinein und sterilisirte ihn aus. Damit war die Heilung vollendet, der Zehen auch auf starken Druck schmerzlos geworden, der Fuss völlig abgeschwollen.

Ich behandelte nun weiter mit gutem Erfolg eine Anzahl chirurgischer Fälle, die mir gelegentlich unter die Hände kamen, Panaritien, deren eines ich sicher im Beginn coupirt habe, Brandwunden und dergleichen. Diese Fälle haben mir den unzweideutigen Beweis geliefert, dass eiternde Wunden und Geschwüre, die man mit Anilinfarbstoff behandelt, für den Fall er nur auch überall hingebracht wird, wo Eiterung ist, zu sterilisiren sind und die Eiterung coupirt wird.

Den sprechendsten Erfolg bisher lieferte mir der folgende Fall. Ein alter 70jähriger Mann hatte den ganzen linken Unterschenkel mit eiternden varikösen Geschwüren bedeckt, die nicht heilen wollten, ihm starke Schmerzen verursachten und ihm das Gehen unmöglich machten. Ich sterilisirte sie sämmtlich (das grösste war zwei Thaler gross) sorgfältig aus und brachte sie in wenigen Tagen der Heilung entgegen, der Kranke konnte schon am dritten Tage wieder gehen, hatte gar keine Schmerzen mehr, fühlte sich völlig wieder wohl, der Schenkel schwoll ab, die Geschwüre secernirten wohl noch Flüssigkeit, aber eiterten nicht und fingen bald zu vernarben an.

Nach diesen thatsächlichen Erfolgen ist es wohl nicht zu bezweifeln, dass die Anilinfarbstoffe sich für antiseptische Versuche in der chirurgischen wie geburtshülflichen und gynäkologischen Praxis vortrefflich eignen müssen.

Die operative Antisepsis mittelst der Anilinfarbstoffe stelle ich mir in der Weise vor, dass die Instrumente einfach gut geputzt oder, wenn man sehr vorsichtig sein will, einige Zeit vor der Operation in eine schwache Methylviolettlösung, etwa 1 : 10000—1 : 20000, gelegt werden, dass nach vollendeter Operation die Wunde mit einer etwas stärkeren Lösung, etwa 1 : 2000—1 : 5000 gewachsen, dann mit Seide genäht wird, die mit 1 pro Mille Methylviolettlösung imprägnirt ist, endlich eine antiseptische Watte und antiseptische Verbandgaze die Wunde abschliessen, welche ebenfalls durch Imprägnirung mit 1 pro Mille Methylviolettlösung hergestellt sind. Solches Verbandmaterial ist nicht nur sicher aseptisch, sondern auch sicher antiseptisch, da die geringste Feuchtigkeitsansammlung innerhalb des Operationsterrains sofortige Einsaugung einer genügend concentrirten Lösung des Antisepticums hervorrufen muss; Eiterung von Stichkanälen dürfte bei einem derartigen Verfahren kaum möglich sein.

Für bereits floride eitrige Processe muss im einzelnen Falle die nöthige Technik natürlich erst ausgefunden und modificirt werden, da wo Eiter in der Tiefe eines Theils sitzt, wird man Injectionen, Einführung besonderer Stifte und dergl., Bepinselungen mit concentrirteren Lösungen anzuwenden haben, auch Streupulver wird in vielen Fällen von guter Wirkung sein.

Der Gedanke liegt natürlich nahe, die antiseptischen Aniline auch bei Krankheiten zu versuchen, deren Erreger keine Eiterbacterien sind, wie dies oben schon für die Augenkrankheiten auszuführen begonnen ist. In erster Linie wird man hier an Syphilis und Hautkrankheiten denken. Ich habe in dieser Hinsicht auch bereits einige Vorversuche gemacht, die sehr befriedigend ausgefallen sind, besonders bei ausgedehnten Chankergeschwüren. Meine Präparate waren aber noch sehr unvollkommen. Die nächste Zeit wird sicher hierüber weiter aufklären und es sind nach den Vorversuchen gute Resultate zu erwarten.

Ein kleiner Nachtheil bei der chirurgischen Verwendung des Methylvioletts ist der, dass man sich leicht die Finger und Hände blau färbt. Allein abgesehen, dass diese Färbung durch Alkohol, Eau de Javelle, Seifenspiritus, Schwefelammonium und dergl. sofort wegzubringen ist, hat die Färbung den **grossen Vortheil, dass man auch wirklich sich überzeugen kann, ob man Alles sterilisirt hat oder nicht.**

Da, wie oben aus einander gesetzt worden ist, man relativ grosse Mengen in Bauch- und Brusthöhle einspritzen kann ohne Schaden anzurichten, da ferner Versuchsthiere grosse Mengen des Farbstoffs ohne schädliche Wirkung fressen, so ist es denkbar dass auch noch weitergehende Anwendungen, wie etwa bei eitriger Pleuritis und Peritonitis, typhösen und dysenterischen Darmgeschwüren etc. nicht ganz ausserhalb des Bereiches der Möglichkeit liegen.

Für jegliche praktische Anwendung ist eine sorgfältige Prüfung und Auswahl der Stoffe unbedingtes Erforderniss*). Es giebt eine Menge von Methylvioletten von ganz verschiedener Constitution und Wirkung, viele sind, wie schon

*) Um ganz sicher zu gehen nur reine Stoffe zu bekommen, habe ich mich mit der bekannten Firma E. Merck in Darmstadt in Verbindung gesetzt, welche die von mir als gut wirkend ermittelten reinen Stoffe zu Präparaten, Verbandmitteln, Stiften u. s. w. verarbeitet und unter dem Namen Pyoctanin in den Handel bringen wird.

erwähnt, mit Arsen, auch mit Phenol, verunreinigt und können, wie ich besonders am Auge erfahren habe, dann heftige Reizerscheinungen bedingen, während die reinen Stoffe, mit Ausnahme einzelner sehr empfindlicher Individuen (wie dies auch bei andern Mitteln vorkommt) höchstens in stärkster Concentration oder direct in Substanz auf die Schleimhaut gebracht, etwas reizen.

Für die Anwendung am Auge speciell ist ausser einigen ganz bestimmten Methylvioletten noch ein bestimmtes Auramin — es giebt von diesem Stoffe auch andere Sorten, die aber untauglich sind, weil die bacteriologische Prüfung erwiesen hat, dass ihr antiseptisches Vermögen zu gering ist — geeignet.

Die Form, in der ich das Mittel bisher angewandt habe, ist die der Lösungen, Stifte, Streupulver und Salben, in einzelnen Fällen auch direct in Substanz.

Die genauere Auseinandersetzung über den Gebrauch und die Dosirung der einzelnen Präparate wird die zweite Mittheilung liefern.

Druckerei der «Str. N. N.», A.-G., vorm. H. L. Kayser.

FSC
www.fsc.org
MIX
Papier | Fördert gute Waldnutzung
FSC® C083411

Zeitfracht Medien GmbH
Ferdinand-Jühlke-Straße 7
99095 Erfurt, Deutschland
produktsicherheit@kolibri360.de